U0396362

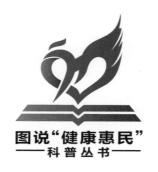

图说"健康惠民"
——科普丛书——

儿童营养

黄妮妮　著

广西科学技术出版社

图书在版编目（CIP）数据

儿童营养 / 黄妮妮著 . – 南宁：广西科学技术出版社，2018.12
（图说"健康惠民"科普丛书）
ISBN 978-7-5551-1073-6

Ⅰ . ①儿… Ⅱ . ①黄… Ⅲ . ①儿童—营养学—图解 Ⅳ . ① R153.2-64

中国版本图书馆 CIP 数据核字 (2018) 第 259115 号

ERTONG YINGYANG
儿童营养

黄妮妮 著

组　　稿：	朱杰墨子	责任编辑：	赖铭洪　何　芯
助理编辑：	罗　风　李思聪	责任校对：	覃　克
封面设计：	苏　畅　梁　良	装帧设计：	林　蕊
责任印制：	韦文印		

出 版 人：	卢培钊	出版发行：	广西科学技术出版社
社　　址：	广西南宁市东葛路 66 号	邮政编码：	530023
网　　址：	http://www.gxkjs.com	编 辑 部：	0771-5864716

经　　销：	全国各地新华书店
印　　刷：	广西民族印刷包装集团有限公司
地　　址：	南宁市高新区高新三路 1 号　　　　邮政编码：530007

开　　本：	787 mm × 1092 mm　1/32	印　　张：	2.75
字　　数：	52 千字	印　　次：	2019 年 5 月第 2 次印刷
版　　次：	2018 年 12 月第 1 版		
书　　号：	ISBN 978-7-5551-1073-6		
定　　价：	25.00 元		

版权所有　侵权必究

质量服务承诺：如发现缺页、错页、倒装等印装质量问题，可直接向本社调换。
电话 0771-5843245

目录

第三章 1~3 岁宝宝

第四章 4~7 岁儿童（学龄前儿童）

第一章　0~6 个月宝宝

1 每月体重平均增加 500~600 克，4~6 个月时体重是出生时的 2 倍左右。

2 出生时宝宝脑重量大约占体重的 1/8，6 个月时宝宝的脑重量会比出生时增加 1 倍。

3 此时宝宝胃是呈水平状的，食管连接胃贲门口的生理弯曲还没形成，食管较成人细和短，胃容量小，加之贲门括约肌还未发育完全，故易引起溢奶和吐奶等现象。

4 分泌的消化酶还很少，前 6 个月还不宜添加淀粉类辅食。

5 乳牙还没萌出，或者到 4~6 个月时只萌出了 1~2 颗。

提倡纯母乳喂养

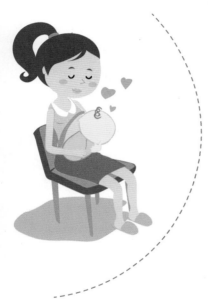

1 母乳非常容易消化和吸收，适合身体快速生长发育、生理功能又尚未完全发育成熟的婴儿。母乳所含的营养物质齐全，各种营养素的比例合理，同时含有其他动物乳类不可替代的免疫活性物质。母乳喂养可以增进妈妈和宝宝的感情，更好地细心护理婴儿，同时促进母体复原，预防婴幼儿过敏反应等。

2 纯母乳喂养就是单纯的母乳喂养，不需要奶粉、辅食和水。

3 千万不要给婴儿喂所谓强身健体，有病治病，无病强身的中药汤，以免造成婴儿的肝肾损伤。

世界卫生组织（WHO）建议：纯母乳喂养是 6 个月内婴儿的最佳喂养方式。

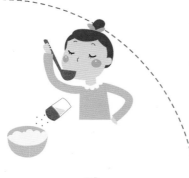

1　辅食添加喂养的时间：宝宝在 6 个月前建议纯母乳喂养，满 6 个月以后才能进行辅食添加喂养。

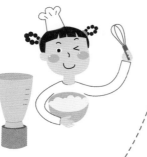

2　辅食添加喂养的顺序和原则：种类由一种到多种（可参考从淀粉类到蛋黄到全蛋等的添加种类方式），分量由少到多，性状由稀到稠。

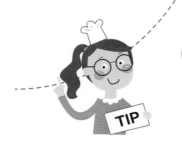

3　辅食添加喂养的方式：耐心坚持，注重方法，把握进食时间。

TIP

3

宝宝在第一次接触辅食时舌头挤压反射还没有消失，所以会把食物往外顶，多数情况下，宝宝在多接触后，或 5~6 个月后舌头挤压的反射就会消失。因此，妈妈们要耐心帮助宝宝度过这一时期，不要错过培养宝宝咀嚼能力的关键期。尽量选用颜色较为鲜艳的餐具，可以增进宝宝进食辅食的兴趣，从而促进辅食添加喂养的成功，但要注意餐具的安全性。

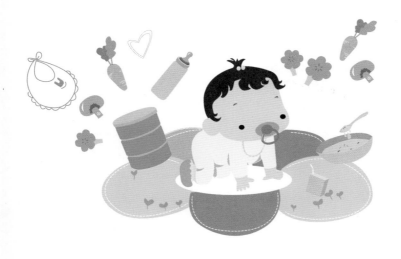

　　另外，辅食添加喂养最好在两餐奶间隔期间。刚喂哺完母乳，宝宝对母乳的消化还未完成，这时进食辅食，宝宝自然会排斥或不配合。但进食完辅食后也不要马上喂哺母乳，否则会让宝宝单次进食量过大，不利于宝宝对食物的消化和吸收。

缺乏维生素 A

易导致暗光下的视力障碍，出现夜盲症、干眼症或色盲等眼部疾病，同时还会导致皮肤干燥、抵抗力下降。

缺乏维生素 D

将导致骨量下降，骨质疏松。

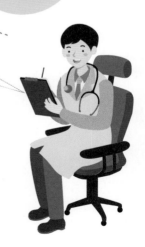

　　建议宝宝出生 15~30 天后，在医生的指导下补充富含维生素 A、维生素 D 的鱼肝油。俗话说："晒一晒骨头壮。"满月后带宝宝接触大自然，在早上或傍晚晒太阳，适当接受紫外线照射，能帮助身体合成维生素 D。

5

No.5　不要让宝宝缺铁

　　铁是构成血红蛋白和肌红蛋白不可或缺的物质，对氧的运输起到重要作用。同时，铁还构成细胞色素和含铁酶等，对机体的能量代谢起到重要作用，并且铁对制造大脑内神经传输物质有帮助。因此，如果缺铁的话，孩子的注意力和智力都会下降。缺铁还会导致婴儿抵抗力下降，容易出现胃肠感染所导致的腹泻现象。

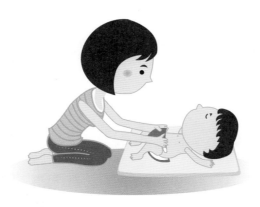

　　虽然母乳当中的铁含量低，但吸收率较高，因此，补铁首选母乳喂养。此外可以选择添加铁的辅食，如含铁米粉，或富含铁的鸡蛋黄，这些都可以弥补母乳铁含量的不足。

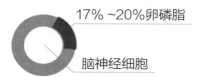

17%～20%卵磷脂

脑神经细胞

卵磷脂在脑神经细胞中的含量占脑神经细胞质量的17%～20%。

胆碱是卵磷脂的基本成分，其与人体内的乙酰合成为乙酰胆碱，乙酰胆碱是大脑内的一种信息传导物质。适量补充卵磷脂可以提高脑细胞的活性化程度，提高宝宝的记忆力与智力水平。

在宝宝4~6个月大时的辅食添加喂养，可优先选择富含卵磷脂的鸡蛋黄。

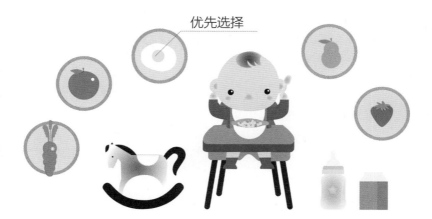

优先选择

新生儿黄疸类型

母乳性黄疸	
产生原因	母乳性黄疸被认为与母乳喂养有关，但具体的发病机制尚未清楚。
基本症状	身体皮肤可见不同程度黄染，出现高胆红素血症。喂哺母乳，黄疸的现象就出现或增加，停止母乳喂养，黄疸的现象就消退。
应对方法	到医院进行检查并遵从医嘱。可暂停母乳喂养，或进行少量多次的母乳喂哺，并可以顺时针方向适当按摩宝宝的腹部，增加肠道蠕动，增加胆红素的排泄。

生理性黄疸	
产生原因	新生儿胆红素代谢能力不足，体内胆红素浓度过高。
基本症状	面颊部皮肤和巩膜可见轻度黄染，往往无其他异常临床症状，无其他异常体征。
应对方法	到医院进行检查并遵从医嘱。生理性黄疸并不会随母乳喂养而加重，通常无需特殊治疗。生理性黄疸会自然消退，足月儿一般在 7~10 天消退，早产儿一般在 2~4 周消退。

病理性黄疸	
产生原因	先天性疾病或由其他疾病、药物等诱发。
基本症状	皮肤、巩膜等组织出现黄染、瘙痒，严重时尿、泪液及汗液等也出现黄染。常伴随胆盐血症、消化道症状等其他复杂的并发症状。
应对方法	须及时到医院进行检查并遵从医嘱，在明确原发病的基础上，针对病因进行治疗。

病理性黄疸如得不到及时治疗，将会引起胆红素脑病（核黄疸），导致婴幼儿死亡或严重后遗症。

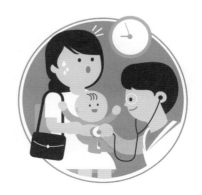

正确的喂哺方法可减少宝宝溢奶或吐奶的现象：

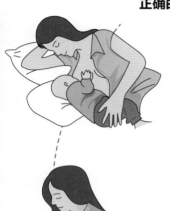

① 喂哺母乳前要清洗双手。

② 用干净清洁的软毛巾来轻轻擦拭乳头。

③ 妈妈采取坐姿并 45° 斜抱宝宝，或妈妈侧卧，宝宝平躺床上。

④ 让宝宝的脸贴近妈妈的乳房，注意不要遮住宝宝的鼻孔。

⑤ 让宝宝口含住整个乳晕部分，而不只是乳头，否则宝宝很容易进食空气或造成妈妈乳头破损等现象。

每次喂哺的时间在 15~20 分钟为宜。

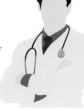

10

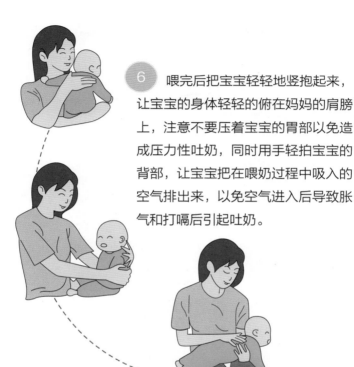

6 喂完后把宝宝轻轻地竖抱起来，让宝宝的身体轻轻的俯在妈妈的肩膀上，注意不要压着宝宝的胃部以免造成压力性吐奶，同时用手轻拍宝宝的背部，让宝宝把在喂奶过程中吸入的空气排出来，以免空气进入后导致胀气和打嗝后引起吐奶。

习惯性溢奶或吐奶的宝宝怎么办？

妈妈不要躺着喂奶，每次喂哺母乳完后不要急着把宝宝放回床上，可以 45° 斜抱或竖抱 10~15 分钟，让母乳结合胃酸后形成乳凝状物质，乳凝状的母乳相较液体状的母乳更不易溢出。

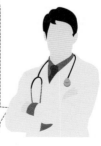

　　婴幼儿湿疹是一种变态反应性皮肤病，就是平常所说的过敏性皮肤病，也常被称为"奶癣"。主要原因是食入如肉、蛋、奶等高蛋白食品，吸入如花粉等刺激物，或接触如化纤衣物、刺激性洗涤制品等不耐受物。

　　婴幼儿湿疹起初表现为皮肤发红，发红部位覆盖黄色油腻性鳞屑，继而出现红色小丘疹、小水泡、红斑，皮肤发糙、红肿、糜烂，出现渗出、黄色结痂、脱屑，抚摩孩子的皮肤如同触摸在砂纸上一样。遇热、遇湿都可使湿疹表现显著。

健康宝宝

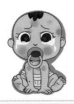

| 发红 | → | 丘疹 | → | 渗出 | → | 脱屑 |

患湿疹宝宝

　　患有湿疹的宝宝，尽量不进食蛋类、鱼类等高致敏性的食物。喂哺母乳的妈妈，也要注意避免摄入易引起过敏的鱼、虾、羊肉等食物，最好别吃辣椒等刺激性食物。保持宝宝双手清洁，经常帮宝宝剪手指甲，避免搔抓，以免引起皮肤细菌感染。不用碱性强的肥皂清洗宝宝患处皮肤，避免将宝宝皮肤表面的油脂洗掉，使皮肤更加干燥，从而刺激皮肤。

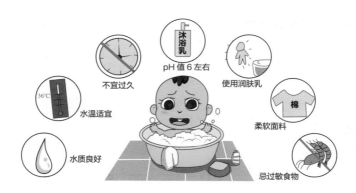

不宜过久　　沐浴乳　pH值6左右　　使用润肤乳

水温适宜　36℃　　　　　　　　　　柔软面料　棉

水质良好　　　　　　　　　　　　　忌过敏食物

　　给宝宝穿着宽大的棉质衣服，避免衣物摩擦加重湿疹。妈妈和宝宝都不要穿丝、毛织物的衣服，以免引起或加重过敏。妈妈不能擅自给宝宝用任何激素类药膏，因为这类药物外用过多会被皮肤吸收，给宝宝身体带来副作用。必要时，可在医生指导下用些抗组织胺药物、消炎药物、止痒药物、抗过敏药物。

宝宝在睡觉时，有时会突然惊跳、抽搐一下，然后又急速睡过去。受到某种刺激，如声响或冷热等也会出现类似的情况，这就是莫罗反射，又名惊跳反射。其实这些行为都是由大脑皮层下中枢神经支配的，因为新生儿的神经系统发育还不完善，所以才会出现这些不协调的表现。这一现象通常在 3~5 个月后自然消失，父母不用太过担心。

如何减少惊跳反射

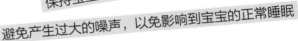

室温宜维持在 26℃左右

保持宝宝睡眠环境的安静、舒适

避免产生过大的噪声，以免影响到宝宝的正常睡眠

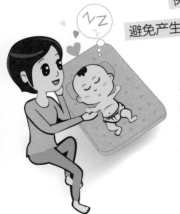

平时给宝宝多做抚触按摩，可促进宝宝的四肢及中枢神经系统的发育，同时消除睡眠障碍，提高宝宝的睡眠质量，更有利于宝宝的健康成长。注意遵从医嘱，不要随意给宝宝用安眠药。

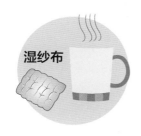

湿纱布

宝宝一般在 4~6 个月后开始萌出第一颗乳牙。乳牙的萌出常常会伴随低烧现象，但这种低烧与疾病的发烧有本质的区别，一般不会超过 38.5℃，并且身体没有任何其他不适的现象。

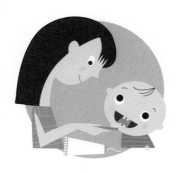

为帮助宝宝萌出乳牙，提升宝宝乳牙的质量，平时应在每次喂哺完母乳或进食完辅食后用干净的湿纱布沾温水，帮助清洁宝宝的口腔，同时可起到按摩牙龈的作用，促进牙齿的萌出。待宝宝萌出乳牙后就可以开始使用专用的婴幼儿牙刷，帮助宝宝养成早晚或进食后主动刷牙的习惯。

攒肚是什么

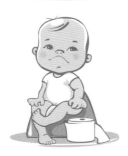

攒肚是指宝宝 2~3 天没有一次大便，有时长达 7~10 天不排大便也无痛苦表现，待到排便时仍排出黄色软便，无硬结，量也不是特别多的现象。攒肚现象常常出现在母乳喂养的宝宝，实际上它是指宝宝大便规律的改变，但往往会让父母误认为是便秘问题。

攒肚产生的原因

由于母乳的消化吸收率较高，每次进食完母乳后宝宝基本能完全消化和吸收母乳中的物质，故没有任何多余的残渣来形成粪便，或者每次形成的量都很少，不足以形成足够的大便量来刺激直肠产生便意感，必须积攒多次后才能形成足够排便一次的粪便，故宝宝粪便排出较少。

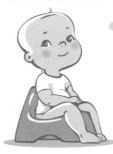

如何区分攒肚与便秘

攒肚的宝宝往往吃喝拉撒睡及精神状态都很正常，而便秘的宝宝则是各方面的状态都会欠佳，因此当发现宝宝各方面状态都好，大便却是很长时间才有一次的话，父母也不必过于担心，这是攒肚现象而不是便秘。

16

0~6 个月的宝宝由于各类消化酶分泌很少，而且消化酶活性也很低，胃肠消化功能还很弱，因此母乳是这个阶段宝宝最为优异和理想的天然食物。由于母乳喂养的宝宝消化吸收特别快，容易进入饥饿状态，因此被很多人错误地认为是母乳营养不够，从而过早添加各类辅食给宝宝。

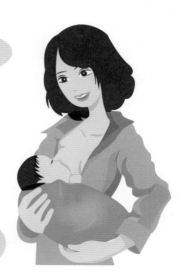

过早喂哺米糊等辅食

宝宝没有足够的酶来消化，出现假性饱腹感

被家长解读为有营养，孩子不会饿着了

久而久之，宝宝很容易出现营养摄入不足而导致的营养不良等现象

不同月龄的宝宝，睡眠时间也不同。

0~1 个月
睡眠时间：20 小时

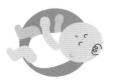

1~3 个月
睡眠时间：18 小时

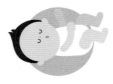

3~6 个月
睡眠时间：16 小时

有不少老人和家长认为最好抱着宝宝睡觉，其实这种认识存在着误区。宝宝需要培养良好的睡眠习惯，让宝宝独自躺在舒适的床上睡觉，不仅睡得香甜，也有利于心肺、骨骼的发育和抵抗力的增强。如果经常抱着宝宝睡觉，宝宝睡得不深，影响睡眠的质量，醒后常常不精神；抱着宝

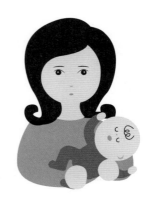

宝睡觉，他的身体不舒展，身体各个部位，尤其是四肢的活动受到限制，不灵活、不自由，全身肌肉得不到休息；抱着宝宝睡觉，也不利于宝宝呼出二氧化碳和吸入新鲜空气，影响宝宝的新陈代谢；同时，还不利于宝宝养成独立生活的习惯。

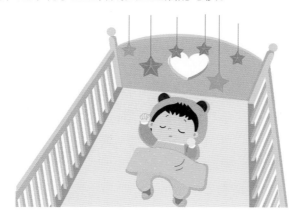

宝宝睡眠环境的温度、湿度应适中，保持空气的流通；同时注意保持环境的安静，避免产生过大的噪声；宝宝睡觉时，要注意周围的灯光或日光的强度不能太高，以免影响宝宝的睡眠。给宝宝选择一张软硬适中的舒适小床，让宝宝躺在自己的床上，这样宝宝对床会更加熟悉，有利于养成良好的睡眠习惯。

宝宝在充足的睡眠后精神状态好，胃口自然就好，对食物的消化和吸收自然也好，身体自然就棒。充足的睡眠，会让宝宝体内的淋巴细胞分泌一种抗病毒物质，从而提升宝宝机体的抗病能力，减少宝宝被疾病感染的机会，宝宝睡眠好，疾病自然就远离。

爱吃手的好处

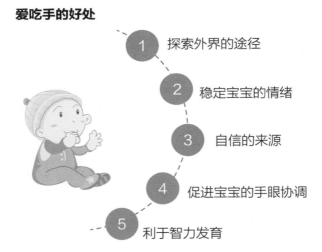

1　探索外界的途径

2　稳定宝宝的情绪

3　自信的来源

4　促进宝宝的手眼协调

5　利于智力发育

预防吃手的措施

　　给宝宝使用适合宝宝月龄的安抚奶嘴，宝宝睡着后要轻轻帮助宝宝取下来，不要含着入睡。提供安全卫生的磨牙棒，可以缓解口腔欲望，同时还可通过磨牙棒的按摩促进牙齿的萌出。及时添加辅食，辅食的添加也是宝宝通过口腔了解外界的另一种方式，减少对吸吮手指这一单一方式的依赖。

第二章 7~12 个月宝宝

1

体重

7~9 个月：每月增长 300~400 克

10~12 个月：每月增长 150~250 克

2

身长

7~9 个月：每月增长 1.5 厘米左右

10~12 个月：每月增长 1 厘米左右

3

乳牙

已经萌出 4~6 颗，咀嚼能力提升，

咀嚼物质从糊状过渡到颗粒状。

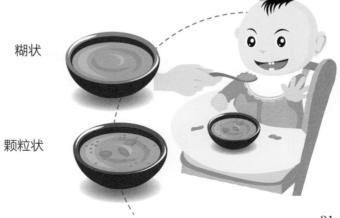

糊状

颗粒状

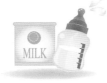

宝宝饮食仍以母乳为主，母乳不足时或不能继续母乳喂养时，可选择补充婴幼儿配方奶粉进行喂养，每天的奶量要保证在 600~800 毫升。

辅食添加的原则

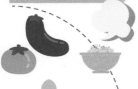

1 从单一的米糊或鸡蛋，扩大到蔬菜、水果、肉类和海鲜等。

2 先添加一种，待宝宝适应后，再添加另一种。否则同时添加几种食物，如果宝宝出现因食物而导致的过敏或不适现象时，不能快速找出是哪一类食物导致的。

3 颗粒状的食物如烂饭、烂面条和馒头等，非常符合宝宝此时的咀嚼能力和消化特点，能够进一步促进宝宝口腔对食物的咀嚼锻炼，起到按摩牙龈的作用，有利于食物的初步消化。

4 辅食需要单独制作，辅食喂养次数保证每天 2~3 次，每次的量在 100 克左右，循序渐进，让宝宝逐渐适应才能促进辅食喂养的成功。

这个阶段的宝宝，身体对营养的需求呈现多样化。适当提供除奶类和辅食类以外健康的小零食，可以为宝宝养成良好健康的饮食习惯打下坚实的基础。

健康的零食

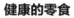
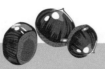

坚果类食物，核桃、杏仁、板栗等	含不饱和脂肪酸如 DHA 和 ARA。	最好是煮软或研磨成粉状后食用，如果直接食用时要在宝宝身边观察，以免宝宝呛入气管引起咳嗽等意外情况的发生。
海苔	富含碘和锌等物质。	补充丰富的维生素和微量元素。
苹果片、雪梨片和葡萄干等	富含的碘和锌等物质，对宝宝的脑部发育和食欲提升有积极的作用。	满足宝宝日益增长的营养需求。

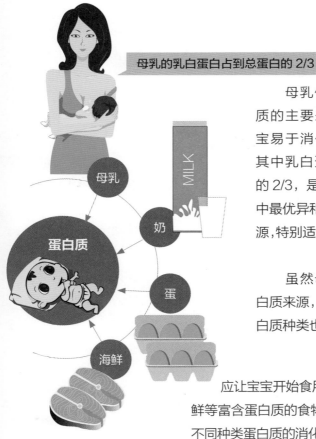

母乳的乳白蛋白占到总蛋白的 2/3

母乳仍然是优质蛋白质的主要来源，其富含宝宝易于消化的乳白蛋白，其中乳白蛋白占到总蛋白的 2/3，是所有高蛋白食物中最优异和理想的蛋白质来源，特别适合宝宝消化吸收。

虽然母乳是首选的蛋白质来源，但宝宝接触的蛋白质种类也应逐渐扩大。

应让宝宝开始食用肉、蛋、奶和海鲜等富含蛋白质的食物，以增进宝宝对不同种类蛋白质的消化和吸收能力。

　　缺钙会导致宝宝出现囟门闭合迟、牙齿萌出晚、盗汗、易惊醒、好哭、学步迟等现象，严重时还会导致佝偻病引起的骨骼畸形，如鸡胸、漏斗胸、O 形腿或 X 形腿、方颅、肋骨外翻等疾病。

　　除母乳喂养或配方奶粉喂养外，辅食添加还应考虑给宝宝食用富含钙质的食物，如紫菜、海带、虾泥、带鱼、芝麻酱等，其中每 100 克芝麻酱的钙含量高达 1.06 克，是非常理想的健康补钙食物。

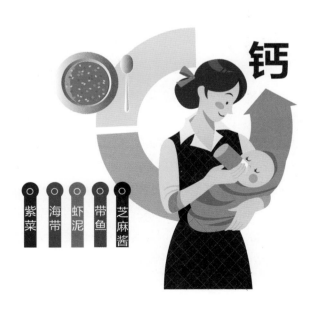

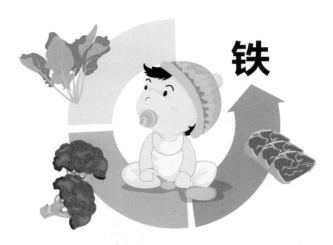

　　胎儿期所储备的铁只够婴幼儿使用 4~6 个月，4~6 个月后体内的铁已消耗殆尽，而从母乳和食物当中获得的铁又不能够满足宝宝自身对铁的需求，6 个月以后宝宝会出现生理性贫血期。

　　铁是构成血红蛋白不可或缺的物质之一，缺铁会导致血红蛋白的生成减少，故提倡母乳喂养，因为母乳中铁的吸收率达到 50%，比其他乳制品中铁的吸收率高。7~12 个月的宝宝在辅食添加上要注意补充富含铁的食物，满足宝宝对铁的需求。富含铁的食物有牛肉、猪肉、猪肝、鸡肉、鸡蛋、豆腐、菠菜、韭菜、西兰花、海带等。

锌被称之为"生命之花"和"智力之花"，细胞快速分裂、生长的过程中需要锌与身体里的酶产生反应才能正常进行，同时锌还参与核酸、蛋白质以及生长激素的合成和分泌，故锌是身体发育的动力所在，同时锌对宝宝的脑部健康发育尤为关键。

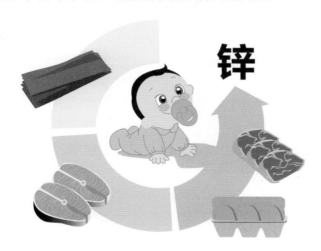

缺锌还会导致宝宝味觉的下降，使宝宝出现厌食、偏食等现象，甚至出现"异食癖"等。锌是宝宝胸腺发育不可或缺的营养元素之一，而正常发育的胸腺才能更有效地分化出淋巴细胞，从而促进细胞免疫，提升宝宝的抗病能力。7~12 个月的宝宝可选择海鲜类、肉类、猪肝、紫菜、蛋黄等富含锌的食物，补充锌元素。

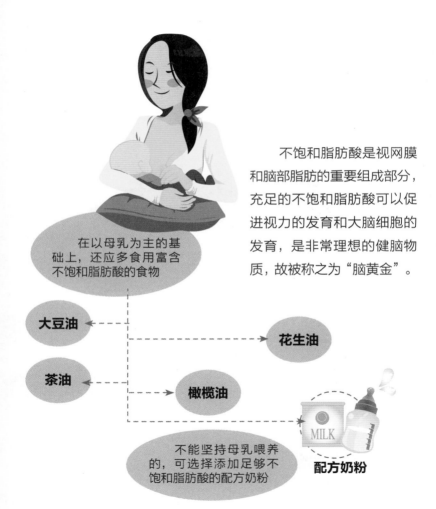

不饱和脂肪酸是视网膜和脑部脂肪的重要组成部分，充足的不饱和脂肪酸可以促进视力的发育和大脑细胞的发育，是非常理想的健脑物质，故被称之为"脑黄金"。

在以母乳为主的基础上，还应多食用富含不饱和脂肪酸的食物

大豆油

花生油

茶油

橄榄油

不能坚持母乳喂养的，可选择添加足够不饱和脂肪酸的配方奶粉

MILK

配方奶粉

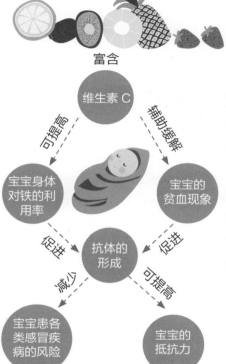

富含

维生素 C

可提高 → 宝宝身体对铁的利用率

辅助缓解 → 宝宝的贫血现象

抗体的形成

促进 减少 → 宝宝患各类感冒疾病的风险

可提高 → 宝宝的抵抗力

维生素 C 能帮助促进宝宝的新陈代谢，有利于体内废物的排出，促进身体的健康发育。

富含维生素 C 的水果有新鲜的猕猴桃、草莓、红枣、橘子等。可给宝宝经常食用此类水果，持续补充足量的维生素 C。

因为维生素 C 是水溶性的维生素，很容易被排出体外，所以要经常持续地给宝宝补充才能满足机体对维生素 C 的需求。

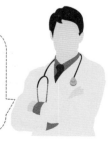

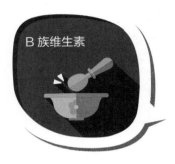

B 族维生素参与碳水化合物、脂肪、蛋白质等三大产能物质在体内转换为能量的各个环节，帮助宝宝更好地消化和吸收各类食物，促进宝宝身体的新陈代谢。如果宝宝缺乏 B 族维生素，就易出现食欲不振、口角溃疡、毛孔角化发炎等现象。

五谷杂粮等食物富含 B
族维生素，宝宝可以多食用小
麦制品如全麦馒头、小米粥、
玉米粥、燕麦粥等。

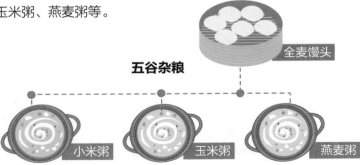

五谷杂粮

全麦馒头

小米粥　　玉米粥　　燕麦粥

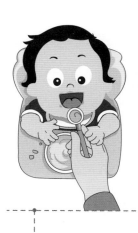

1　　如果宝宝依恋妈妈的母乳，则辅食喂养最好由家里的其他成员代替。

2　　要在两餐奶之间喂哺辅食，间隔时间不宜太近，否则宝宝对奶的消化还未完全，没有胃口进食辅食。可在喂哺辅食前适当给宝宝喝一两口温开水或汤，帮助润滑食管，促进食物的消化和吸收。切记不可喝太多，以免挤占胃容量，影响辅食的进食。

3　　辅食种类尽量丰富，烹饪方式也尽可能多样，这样才可激起宝宝的食欲。甚至可以让宝宝自己动手抓取食物，只要把宝宝的小手洗干净就可以了，不用担心宝宝的吃相会狼狈不堪，这也是宝宝探索外界、锻炼手眼协调的好时机。

应该在安稳的环境下喂哺辅食。减少周围人员的走动和环境的变化，尽量给孩子提供一个安静的、能够使他专心吃辅食的环境。如果周围环境变化很快，如有人走动或追着孩子喂辅食，孩子会东张西望，吃吃停停，以后就是一个难喂养的孩子。

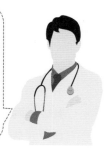

随着宝宝辅食的添加和饮食逐渐规律，夜奶现象就有诸多的不利。

1　累坏大人尤其是妈妈，休息难。

2　夜里喂奶，宝宝和妈妈都是不太清醒的状态，乳房就有可能阻碍宝宝的正常呼吸，甚至引发宝宝窒息的意外。

3　也很容易造成宝宝吸食过度，导致宝宝营养过剩而产生肥胖。

4　夜奶喂养不能及时做好口腔的清洁工作，容易导致宝宝产生龋齿等口腔问题，并影响宝宝第二天的食欲。

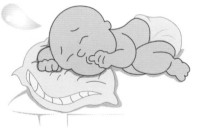

减少白天睡眠，这样宝宝夜间的睡眠时间就会延长，从而减少夜醒次数和改变夜奶的习惯。

及时添加辅食，在宝宝白天奶量和辅食都足够的情况下，身体对营养物质的需求已满足，夜间自然就不需要再额外增加奶量了。戒掉夜奶需循序渐进，不可一蹴而就，在宝宝4~6个月时就要开始慢慢培养这一习惯。夜间喂奶从三次减少到两次再到一次，并且逐渐缩短喂奶的时间，比如每次减少5分钟，让宝宝慢慢自然地接受。

让宝宝远离"红屁股"

尿布湿疹俗称"红屁股"，是婴幼儿常见的一种皮肤病，尤其以长期使用纸尿裤的婴儿更为多见。

1 如何预防

尽量选择纯棉质地、吸水性强、透气性好、柔软度佳的尿布或纸尿裤。勤换，避免尿液、粪便刺激皮肤，保持宝宝小屁屁的清爽、干燥。

便后要及时清洗肛周。如果已经有湿疹，在湿疹上涂抹厚厚的爽身粉反倒不利于皮肤的呼吸。爽身粉的主要作用在于预防，因此所以每次涂抹的量不需要太多。

2 如何治疗

已经产生的尿布湿疹，如果只是红肿无渗液，可使用氧化锌油等宝宝专用的外用药膏。如已伴有渗液，可选用生理盐水或3%的硼酸溶液间歇湿敷，并多暴露患处使其干燥结痂，待干燥结痂后外涂红霉素或百多邦莫匹罗星软膏。如已出现继发感染导致全身发热等现象时，须在医生指导下配合使用青霉素或头孢等抗生素治疗。

No.14 帮助宝宝不受便秘困扰

1 辅食中蛋白质、碳水化合物、膳食纤维的比例要合理

碳水化合物和膳食纤维所占辅食的比例要高于蛋白质所占的比例，丰富的碳水化合物和膳食纤维可帮助宝宝对食物的消化吸收，促进胃肠蠕动，预防便秘的发生。

2 尽量母乳喂养

母乳是0~12个月宝宝最为理想和最易吸收的天然食物，故在0~12个月内可坚持给宝宝喂哺母乳，减少便秘现象的产生。用人工配方奶喂养时，要保证宝宝的饮水量，否则很容易造成宝宝上火，导致大便干结。

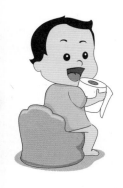

3 定时排便

从3~4个月起就可以训练宝宝定时排便。进食后肠蠕动加快，常会出现便意，故一般宜选择在进食后让宝宝排便，促使其形成大便的条件反射，就能起到事半功倍的效果。

4 腹部按摩

可选择给宝宝腹部做顺时针的按摩，促进宝宝肠蠕动，帮助大便排出，缓解便秘现象。

　　过早地让宝宝接触调味品，会破坏和影响宝宝味觉的发育。

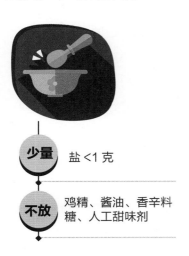

少量　盐＜1克

不放　鸡精、酱油、香辛料糖、人工甜味剂

　　宝宝每天摄入的盐量以低于1克为宜，鸡精、酱油和香辛料等也最好不要用在宝宝的辅食烹饪中。加糖或加人工甜味剂的食物都要尽量不吃或少吃。过度加工过的糖类，不含维生素、矿物质或蛋白质，但属于高产能的食物，因此吃完糖或甜食后，宝宝的胃口会受到影响，便什么也不想吃了，妨碍到宝宝正常的饮食。

宝宝禁止食用蜂蜜

　　蜂蜜在酿制、运输和储存的过程中，容易受到肉毒杆菌的污染。婴幼儿的抗病能力差，入口的肉毒杆菌可在肠道中快速繁殖，并产生大量毒素，而婴幼儿的解毒功能又很差，因此会引起食物中毒。

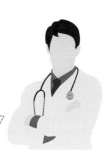

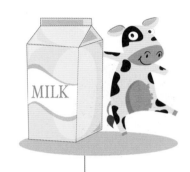

有些不能母乳喂养的家长以为鲜奶比配方奶更新鲜，含有的营养物质自然会更丰富，更利于宝宝对营养物质的吸收，其实这是一个错误的观念。

鲜奶中的	鲜奶中的	鲜奶中的	高含量的	高含量的	缺乏脑发育所需的
脂肪	矿物质	α型乳糖	酪蛋白	磷	不饱和脂肪酸
主要是动物性饱和脂肪，会刺激婴儿柔弱的肠道，使肠道发生慢性、隐性失血，引起贫血	会加重肾脏负担，使婴儿出现慢性脱水、大便干燥、上火等症状	乳糖会抑制双歧杆菌，并促进大肠杆菌的生成，容易诱发婴儿的胃肠道疾病	遇到胃酸后容易凝结成块，也不容易被胃肠道吸收	会影响钙的吸收	不利于大脑发育

第三章 1~3 岁宝宝

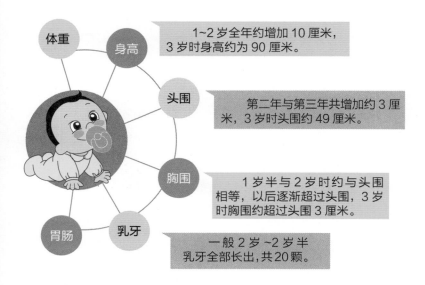

1~2岁全年约增加3千克，3岁时全年约增加2千克。

体重

身高

1~2岁全年约增加10厘米，3岁时身高约为90厘米。

头围

第二年与第三年共增加约3厘米，3岁时头围约49厘米。

胸围

1岁半与2岁时约与头围相等，以后逐渐超过头围，3岁时胸围约超过头围3厘米。

乳牙

一般2岁~2岁半乳牙全部长出，共20颗。

胃肠

1~3岁的宝宝，各类酶类物质分泌增加，胃肠的消化功能日趋完善。

No.2　辅食逐渐变成一日三餐的主食

1~3 岁	从婴儿期到幼儿期，主食开始逐步增多。
主食	一般指谷类，有大米、小麦、玉米、小米等。
烹调方法	米饭、米粥、面条、面包、花卷、饺子、包子、馄饨、八宝粥等。

　　主食应经常轮流交替食用，既满足膳食多样化的需求，又使宝宝更容易接受。也可以少量尝试吃点薯类，如马铃薯、番薯。

　　要开始培养宝宝规律的进餐习惯，一日三餐要逐渐做到定时、定点、定餐，有利于宝宝胃肠的正常排空消化，促进各类酶的分泌，提升宝宝的食欲。

　　1岁以后，就要锻炼宝宝独自进食的能力，不要再由家长代劳来喂养宝宝，以免对宝宝的身心发展产生影响。

中国营养学会发布的关于幼儿喂养的指南中建议：1岁以后幼儿的主要营养素来源基本上不再依赖母乳供给。

婴幼儿配方奶粉是帮助婴幼儿顺利实现从母乳向普通膳食过渡的理想食物，确保婴幼儿在膳食过渡期间获得良好的营养。

母乳量：每天约600毫升，最好能持续至2岁，让孩子自然离乳。

奶是除一日三餐食用辅食后的额外补充，能继续母乳喂养的孩子应该继续母乳喂养。

不能母乳喂养的，可选择幼儿配方奶粉冲调，每天350~500毫升。

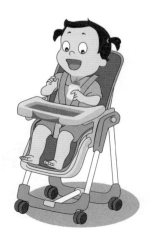

1岁以后的幼儿可以适当地接触和饮用纯鲜奶，但不要作为日常饮食补充。

No.4 适量食用蛋类、鱼虾、瘦禽肉、瘦畜肉

每天蛋类、鱼虾、瘦禽肉、瘦畜肉总量约100克。

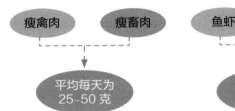

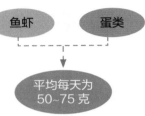

1　瘦禽肉、瘦畜肉平均每天25~50克。瘦禽肉、瘦畜肉是铁、锌、蛋白质等营养素良好的来源，但也不应过量，尤其是红肉，否则会使饱和脂肪摄入过多，容易导致超重或肥胖。可以将肉与菜一起做成饺子馅，给孩子包饺子，兼顾健康与美味。

2　养成每天或隔天给宝宝食用1个鸡蛋或其他蛋类的习惯，可以做成西红柿炒鸡蛋、紫菜蛋花汤、虾仁蒸蛋或肉末蒸蛋等。

3　鱼虾平均每天25~50克，最好每周有1~2次海鱼（受汞污染风险小的深海鱼，如三文鱼等），帮助宝宝获取较多的DHA。为了避免孩子被鱼刺卡着喉咙，可以把鱼肉做成丸子等。

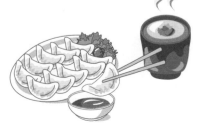

这个时期宝宝可适量吃点豆腐、豆腐脑。

豆腐的种类也比较多。

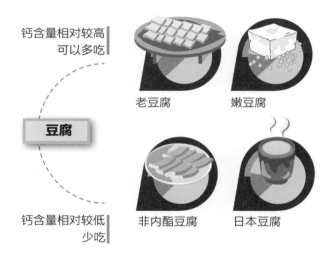

钙含量相对较高
可以多吃

老豆腐　　　嫩豆腐

豆腐

钙含量相对较低
少吃

非内酯豆腐　　日本豆腐

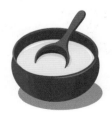

豆浆的营养价值较低（25克大豆就能做成800毫升左右的豆浆），不适合3岁以内的婴幼儿食用。较为坚硬的腐竹、豆腐皮、豆腐干等豆制品可在孩子3岁以后进食。

丰富的蔬菜、水果对幼儿的健康也是有利的，可以为宝宝提供丰富的维生素、矿物质和其他微量元素。

这时期宝宝蔬菜和水果摄入

摄入量	每天 150 ～ 200 克	
原　则	由少到多，逐渐添加	

避免选择如韭菜、芹菜等含纤维素较多，不容易消化的蔬菜，可以选择如菠菜叶、青菜叶、胡萝卜、笋瓜、西红柿等营养价值较高的深色或绿色蔬菜，同时兼顾蔬菜种类的多样性。

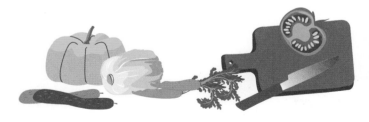

水果也可多样化选择，如苹果、香蕉、桃子、橘子、无籽葡萄、火龙果等。为了让孩子同时爱上奶类和水果，家长可以将水果加入酸奶中，搭配出美味。

脑及神经系统的发育除需要蛋白质外，还需要不饱和脂肪酸及磷脂，因此 1~3 岁的宝宝应摄入足够的脂肪，以满足其对不饱和脂肪酸和磷脂的需要。

目前，市场上食用油种类很多。

事实上，没有一种植物油是完美的，每种植物油都各有特点

家长可以选择

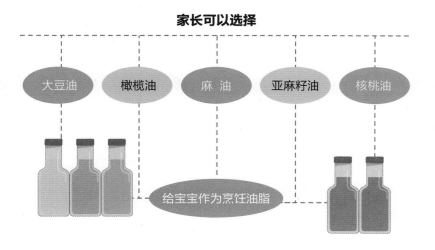

蛋白质是构建身体和发挥生理功能的重要物质，是生命物质的基础，没有蛋白质就没有生命。

在生长发育期的宝宝如果缺乏蛋白质会引起营养不良，影响宝宝各项器官功能的正常运转，对宝宝的健康非常不利。

1~3 岁的宝宝，每日所需的蛋白质为 35~40 克

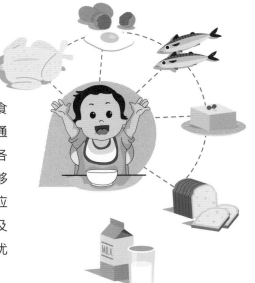

这个阶段的宝宝饮食已经非常丰富，家长可通过肉、蛋、鱼、豆类及各种谷物来给宝宝提供足够的蛋白质，同时每天还应提供 400~500 毫升的奶及适量奶制品，这些都是优质蛋白质的来源。

钙 99%沉积在骨骼和牙齿中

钙对于骨骼和牙齿的健康有着非常重要的作用。和 1 岁之前宝宝"横向发展"来比，1~3 岁的宝宝开始朝"纵向生长"，故宝宝缺钙除了会影响宝宝骨骼、牙齿的正常发育之外，严重的还会引起佝偻病等危害宝宝健康的疾病。

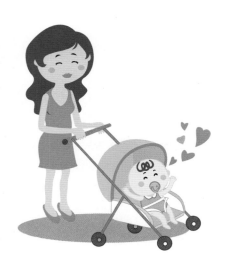

1~3 岁的宝宝每日钙需求量达到 800 毫克左右，家长可以多让宝宝食用富含钙质的食物，如奶类、海产品、深绿色蔬菜、芝麻及豆制品等。平时家长还可以多带宝宝到户外活动，接触阳光的照射，可以促进宝宝体内维生素 D 的生成，帮助其更好地吸收钙，更有利于骨骼的健康发展。

《中国0~6岁儿童发展报告》指出，2000~2009年5岁以下各年龄段的儿童贫血患病率情况分析结果显示：6~24个月月龄的儿童贫血患病率最高，2~3岁儿童贫血患病率是一个平台期，3岁以后逐渐降低。可见1~3岁儿童贫血现象不容忽视。

　　铁是构成血红蛋白和肌红蛋白不可或缺的物质，对氧的运输起来重要作用。同时铁还构成细胞色素和含铁酶等，对机体的能量代谢起到重要作用。并且铁对制造大脑内神经传输物质有帮助。因此如果缺铁的话，孩子的注意力和智力都会下降。缺铁还会导致孩子抵抗力下降，容易出现胃肠感染所导致的腹泻现象。所以补铁也应持续贯穿孩子1~3岁的整个阶段，家长要多给宝宝食用富含铁的食物，如动物血、猪肝、芝麻、木耳等。

锌的重要性在宝宝发育的各个阶段都是显而易见的。

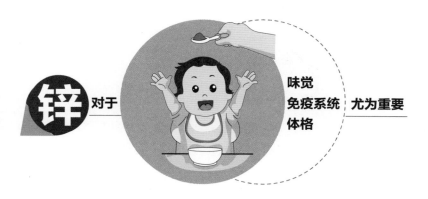

1~3 岁的宝宝
每日所需锌

富含锌的食物

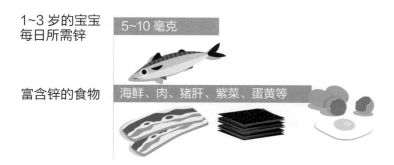

家长可以多选择富含锌的食物为宝宝补充营养。

有利于促进眼睛、视网膜和神经系统及骨骼的健康发育

维生素对宝宝的生长发育有着极其重要的作用，对宝宝的健康成长意义重大。

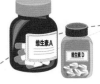

1 要持续补充维生素A、维生素D，促进眼睛、视网膜和神经系统及骨骼的健康发育。家长可持续给宝宝补充富含维生素A、维生素D的鱼肝油，但需要遵照医嘱进行。

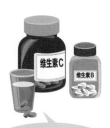

2 水溶性维生素C和B族维生素对宝宝的免疫力有提升和促进作用，能够帮助宝宝消化吸收食物，预防口腔溃疡。因此家长要给宝宝多食用蔬菜、水果等富含维生素C的食物，以及五谷杂粮等富含B族维生素的食物。

提升宝宝的免疫力，帮助消化吸收食物，预防口腔溃疡

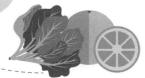

帮助中枢神经传递资讯

胆碱 被称为"记忆因子"

是大脑思维、记忆等
智力活动的必需物质

胆碱有助于宝宝记忆力和智力水平的提升，因此家长可以给宝宝补充富含胆碱的食物，如动物肝脏、蛋黄、红肉、奶制品、花生、大豆制品和马铃薯等。

1　　　延长哺喂的时间，让吸吮次数减少，让宝宝渐渐适应母乳的次数，同时也舒缓妈妈胀奶的不适。

2　　　用杯子或奶瓶取代直接哺乳，让宝宝慢慢适应和接受杯子或奶瓶。

3　　　增加每次主食的餐量，并且依照宝宝摄取其他食物的情况，减少母乳喂哺次数。

4　　　每次哺喂母乳前，可选择适当哺喂配方奶，减少宝宝对母乳的需求量。

5　　持续给予宝宝安抚及相处时间，不要因不哺喂母乳而减少亲子间的亲密接触。满足宝宝对妈妈情感方面的心理需求，让宝宝有充足的安全感。

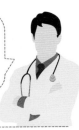

　　不要选择在夏天断奶，因为夏天温度较高，容易加重宝宝因断奶产生的不适。可选择凉爽的季节。

切忌断奶的反复

　　有的妈妈在断奶初期抵挡不住宝宝的哭闹，坚持了几天又喂回宝宝母乳，这样对宝宝及妈妈都是双重的折磨和不利。故想清楚，如果条件许可，就应坚持，否则对宝宝的健康危害更大。

有规律地定量喂食，不要禁食

不论何种病因的腹泻，婴儿的消化道功能虽然降低了，但仍可消化吸收部分营养素，因此吃母乳的婴儿要继续哺喂，只要婴儿想吃，就可以喂。吃配方奶的婴儿可以做出相应调整。

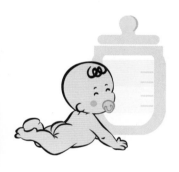

配方奶
每次奶量可以减少 1/3 左右，奶中稍加些水

减量后不够吃
可以添加含盐分的米汤

或哺喂
胡萝卜水、新鲜蔬菜水

以补充无机盐和维生素

不要滥用抗生素

许多轻型腹泻的婴儿不用抗生素等消炎药物治疗就可自愈，或者服用妈咪爱等微生态制剂、思密达等吸附水分的药物也能很快痊愈。尤其秋季腹泻大多因病毒感染所致，使用抗生素治疗不仅无效，反而有害；患细菌性痢疾或其他细菌性腹泻，可以使用抗生素，但必须在医生指导下使用。

预防脱水

　　用口服补液盐不断补充由于腹泻和呕吐所流失的水分和盐分，以弥补腹泻时的损失，脱水便不会发生。

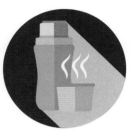

做好家庭护理

　　家长应仔细观察宝宝大便的性质、颜色、次数和大便量，将大便异常部分留做标本以备化验，查找腹泻的原因。要注意腹部保暖，以减少肠蠕动，可以用毛巾包裹腹部或用热水袋敷腹部。注意让婴儿多休息，排便后用温水清洗臀部，防止"红屁股"发生，还应把尿布清洗干净，煮沸消毒，晒干再用。

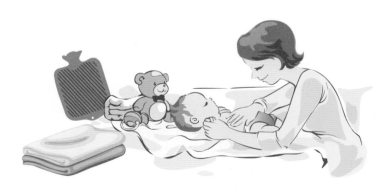

1 **调整饮食**

　　母乳喂养的孩子如果发生腹泻，可缩短每次喂奶的时间，让孩子吃前 1/2~2/3 的乳汁。因为母乳的前半部分主要含蛋白质类的物质，后半部分主要含脂肪类的物质，不易消化，所以可以把后半部分乳汁挤出来倒掉。如果孩子是用配方奶喂养的，这时就不宜喂全脂奶，而应喂脱脂奶或低脂奶。

2 **服用糊精**

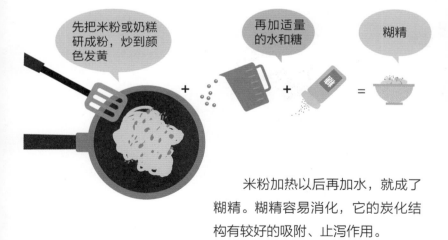

先把米粉或奶糕研成粉，炒到颜色发黄

再加适量的水和糖

糊精

　　米粉加热以后再加水，就成了糊精。糊精容易消化，它的炭化结构有较好的吸附、止泻作用。

3 饮用胡萝卜汤

可给宝宝制作胡萝卜汤。胡萝卜所含的果胶能促使大便成形，吸附肠黏膜上的细菌和毒素，是一种良好的止泻食物。

制作方法：

将胡萝卜洗干净，对半切开，去掉茎，切成小块，加水煮烂，用纱布把渣过滤掉，最后加水，比例为500克胡萝卜加1000克水，加糖烧开。

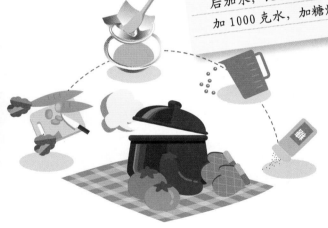

4 吃煮熟的苹果

煮熟的苹果也可帮助宝宝止泻，因为里边的鞣酸和果胶有吸附作用，可以减少肠蠕动，从而止泻。

1　过早给宝宝接触含有食品添加剂的零食，会对宝宝娇嫩的脏器增加负担，不利于各脏器功能的完善。

2　零食当中的热量和香料会影响宝宝的食欲和味觉发育，对宝宝正常进餐产生不利影响。

选择健康安全的、不添加任何食品添加剂的零食，如天然的水果片、坚果类、海苔等，在满足宝宝食物多样性的同时又解了嘴馋。

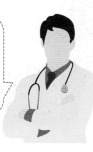

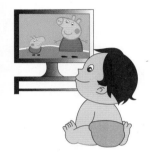

1　　看电视属于被动接受，而不是像看书本那样主动接受和自主学习，久而久之会束缚宝宝的想象力和动手能力。

2　　宝宝的视力发育尚未健全，电视、电脑及手机屏幕的强光会对宝宝的视觉健康不利。

3　看电视会减少宝宝与亲人之间的互动，缺乏必要的亲情交流，心理上的不安全感会渐渐产生，影响宝宝的心理健康。

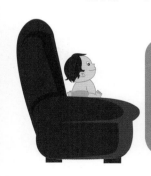

　　如果宝宝要看电视，必须离电视屏幕3米以上，并且每次看电视的时间不能超过20分钟，每天只能看一次，电视的音量也不宜过高。

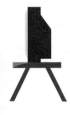

第四章 4~7 岁儿童（学龄前儿童）

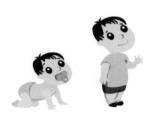

体格发育

体重每年约增加 2 千克。

儿童的体重可用公式估测：

体重（千克）= 年龄（岁）×2+7.5。

身高每年约增加 10 厘米。

儿童的身高可用公式估测：

身高（厘米）= 年龄（岁）×7+70。

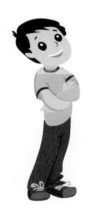

牙齿

7 岁时已全部萌出，胃肠功能趋于完善，消化能力接近成人。

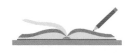

根据中国营养学会编著的《中国学龄前儿童膳食指南（2016）》中的建议，学龄前儿童饮食应遵循以下原则。

1 规律就餐，自主进食，不挑食，培养良好饮食习惯。

2 每天饮奶，足量饮水，正确选择零食。

3 食物应合理烹调，易于消化，少调料、少油炸。

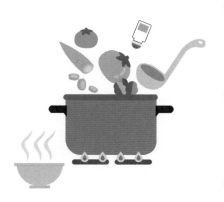

4 参与食物选择与制作，增进对食物的认知与喜爱。

5 经常户外活动，保障健康成长。

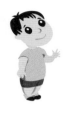

4~7 岁的儿童

每日所需 蛋白质 50~60 毫克

　　此时蛋白质的作用不单单是构成组织器官的原材料和生命物质的基础，它也是免疫系统、免疫器官、免疫细胞、免疫分子不可或缺的原材料。

4~7 岁的儿童

接触 外界环境 范围更大

　　这时期的儿童受细菌、病毒感染的机会增加，补充优质的蛋白质可以提升儿童抵御疾病的能力，免遭疾病的危害。

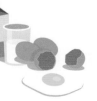

优质蛋白质的来源

　　鱼、肉、蛋、奶和豆类等。

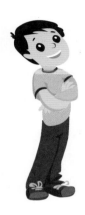

4~7 岁的儿童
每日所需 钙质 800 毫克左右

　　钙对于骨骼和牙齿的健康有着非常重要的作用，缺钙会严重影响儿童的健康发育。另外，可以通过适当补充微量元素、补充维生素 D、进行一些体育运动来提高钙的吸收率和利用率。

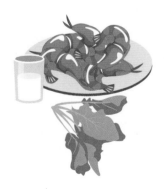

富含钙的食物
　　牛奶、小鱼、小虾、豆类及深绿色蔬菜等。

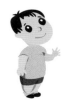

4~7 岁的儿童
每日所需 铁 12 毫克左右

妈妈要多给孩子食用富含铁的食物，如动物血、猪肝、芝麻、木耳等。

动物来源的铁是血红色素铁，也称作二价铁，与身体的亲和力强，身体可直接吸收利用。植物来源的铁是非血红色素铁，也叫三价铁，需还原成二价铁后，身体才能直接吸收利用。像芝麻、木耳、红枣里的铁都是三价铁，因此在食用时最好配上富含维生素C的食物，如柠檬、猕猴桃、草莓，让维生素C帮助三价铁还原成二价铁，从而促进吸收。

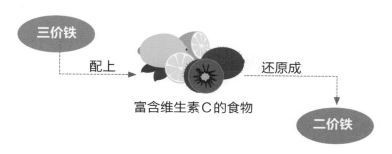

三价铁　——配上——→　富含维生素C的食物　——还原成——→　二价铁

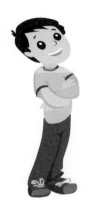

4~7 岁的儿童
每日所需 锌 12~13.5 毫克

　　锌是儿童生长发育过程当中必不可少的一类重要物质，对儿童的免疫力提升、体格增长都尤为重要。因此在整个儿童阶段，补锌也是妈妈们每天例行的一项工作。

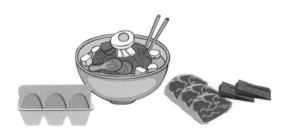

富含锌的食物
　　如海鲜类、肉类、猪肝、紫菜、蛋黄等。

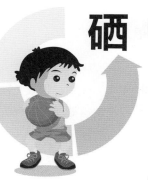

硒

保护肝脏

清除自由基

免疫调节

抵抗
有害金属

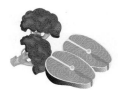

儿童缺硒可能出现生长缓慢、肌肉萎缩变形、四肢关节变粗、毛发疏松、体重减轻等现象，使儿童产生心、肝、肾、肌肉等多种组织病变，还会引起肌体免疫功能下降，使儿童易于发生多种感染性疾病，继发儿童营养障碍，造成恶性循环；甚至引起儿童营养不良。因此儿童期可适当给孩子食用富含硒的食物，如海产品、动物内脏、西兰花、百合等。

1 营养不良判断标准

儿童身高和体重分别低于标准值 5%～10%。

2 营养不良的危害

儿童营养不良会影响到各脏器的发育、代谢过程以及基因表达等，增加成年后患肥胖、心脑血管病、糖尿病、癌症等各类疾病的风险。

3 营养不良的常见原因

心理问题导致神经性厌食症，孩子极度消瘦，治疗困难，一般多发生在青少年。

一些疾病如肠道寄生虫、长期腹泻、食物过敏以及其他急慢性疾病都会引起食欲下降、消耗增加，从而引起营养不良。

由偏食、挑食、吃零食过多等引起。

大人们的营养、育儿知识贫乏也是导致儿童营养不良的原因之一。

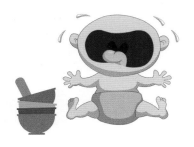

经济状况差、生活条件的限制以及食物缺乏会引起儿童营养不良，多发于贫困农村。

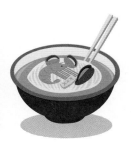

1　营养不良主要是由于蛋白质和能量摄入不足造成的，因而应该在均衡膳食的基础上，给孩子多吃些蛋白质和能量高的食物，如肉类、海鲜类、豆制品等。

2　饭要做得软一些、烂一些，有助于消化吸收。

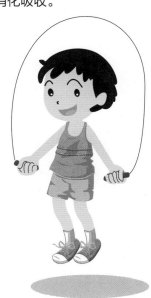

3　适当补充微量元素和维生素，以改善食欲。

4　加强体育运动，增进身体的新陈代谢，促进儿童对食物的消化和吸收，从而改善儿童营养不良的现象。

有的家长总担心自己的孩子营养不够，长不壮长不高，因此拼命地鼓励孩子多吃，吃好的，并且每次孩子一有不舒服或者异样，家长就会开始担心是不是缺这缺那，然后大补一通。这样其实不仅没能让孩子有效吸收，反而会因为营养过剩而影响孩子的生长发育，养成"小胖墩"，带来无尽的隐患。

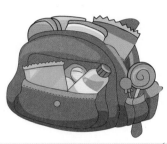

营养过剩的危害

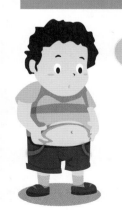

1

体重超标

体重超标往往伴随着高血脂，导致儿童容易发生脂肪肝甚至是脂肪性肝炎以及各种代谢障碍性疾病。高血糖、高血脂、高尿酸在儿童当中的发病率越来越高，情况也越来越严重。

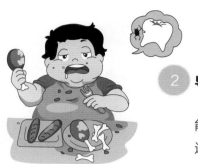

2 导致儿童龋齿率上升

　　儿童进食的多为高蛋白、高能量等食物，营养物质会在乳牙边积累，进而导致龋齿。

3 导致儿童性早熟

　　在生理上，可能会导致儿童骨骺提前闭合，直接影响到孩子的最终身高。在行为上，由于儿童的心理发育尚未成熟，性器官的过早发育和性意识的过早觉醒，儿童尚不具备相应的自控能力，女孩可能会出现早恋、早婚、早孕，男孩则可能出现性攻击、性犯罪等。

4 给儿童带来心理问题

　　肥胖儿童经常是同伴嘲笑、捉弄的对象，因此与正常儿童相比，肥胖儿童容易表现出更多的心理问题，如孤独、自我封闭、逃避社交，进而形成一种恶性循环。

培养良好的饮食习惯 ①

从小培养孩子不吃或少吃零食和油炸食品；不要用食物作为奖励；养成孩子喝白开水的习惯；让孩子在饥饿时再进食，且要定时定量；每餐食物中蔬菜的比例要高于肉类；主食尽量选用五谷杂粮等富含膳食纤维，能有效帮助消化和减少脂肪吸收的食物。

定期检测体重 ②

定期去儿童保健门诊检查，测量体重、身高，当发现体重增加过快时，父母应及时注意，并要适当控制孩子的饮食，尤其是控制饮料、冷饮、甜食和油炸食品等的摄入。

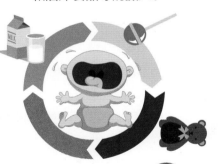

不和其他孩子比 ③

有的父母发现自己的孩子比其他的同龄孩子瘦小，心里焦急，不断给孩子增加营养，因而引起肥胖。实际上每个孩子的个体差异很大，有各自的生长轨迹，只要孩子在正常范围内生长，生长速度正常，即是正常的孩子。

增加运动量 ④

从小培养孩子热爱运动的习惯，让孩子多爬、多走、多参加各类体育活动，或帮助父母做家务，而不要长时间看电视、玩游戏机。

孩子的性别角色意识从 3 岁以后就开始建立了，4~7 岁是孩子性别意识的关键期。因此，从小就要对孩子进行性别教育，以有利于孩子形成健康的人格，为他们进入青春期后正确处理两性关系打下牢固的人格基础。性别教育是对孩子进行性教育的基础，是孩子对自身了解的启蒙，也是孩子形成健康人格的基础。因此从小就开始对孩子进行科学的性别教育是非常必要的。

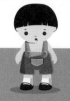

穿深色，穿裤子	让孩子习惯归属自己性别的颜色，为性别意识教育打下基础。裤子能让男孩养成坚毅、果断的性格，女孩百变的裙子也能培养女性特殊的审美。	穿粉色或浅色，穿裙子
爸爸带儿子洗澡	**男孩的身体跟爸爸一样，女孩跟妈妈一样。这是孩子最早了解人体和性别的启蒙教育。**	妈妈带女儿洗澡
男孩玩机器人	机械类的玩具对男孩性别塑造的影响更大，女孩玩洋娃娃能更充分地激发其女性的本能。	女孩玩洋娃娃
男孩多拥抱	**男人需要认可，女人需要呵护。拥抱代表肯定，而亲吻则代表保护和爱。**	女孩多亲吻
男孩常做挑战性运动	挑战性的运动能培养男孩子坚强和不惧挑战的性格，而体操和舞蹈能培养女孩温柔、平和的个性。	女孩要多做体操和跳舞

第五章 8~14 岁儿童（学龄儿童）

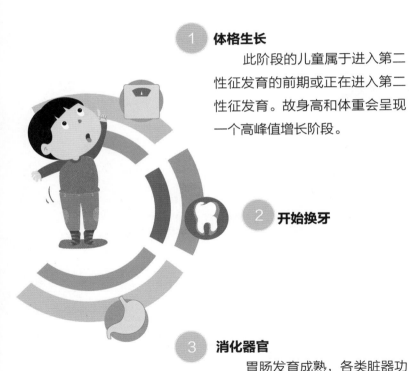

1　体格生长

　　此阶段的儿童属于进入第二性征发育的前期或正在进入第二性征发育。故身高和体重会呈现一个高峰值增长阶段。

2　开始换牙

3　消化器官

　　胃肠发育成熟，各类脏器功能也接近成人。

1 **占供能的比例**

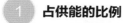

碳水化合物　　55%~65%

脂类　　25%~30%

蛋白质　　10%~15%

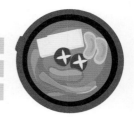

2 **摄入丰富的新鲜蔬菜和水果**

　　包括鲜豆类、根茎类、叶菜、野果、茄瓜等，主要提供丰富维生素、矿物质及微量元素和大量的植物营养素，特别是对儿童生长发育有利的维生素C、B族维生素、膳食纤维和胡萝卜素等。

3 **保证充足的蛋白质和铁等来源**

　　食用动物肉类、动物血、猪肝、海鲜类、蛋、奶、木耳、芝麻等高蛋白或高铁食物，满足肌体快速增长的营养需求。

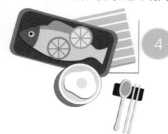

4 **三餐要定时定量吃好**

　　特别是早餐更要吃好，优质的营养早餐食量相当于全天食量的1/3，对儿童的体格和智力发育提供每日必需的保障。

8~14 岁儿童的味蕾发育基本完成，此时添加各类调味料，如盐、酱油、鸡精及各类香辛料对儿童味觉发育的影响不大，也不会使儿童对天然食物产生排斥或降低喜爱程度。因此，为了丰富食物口感，可适当使用调味料，但还是必须遵循天然、安全、卫生、少量、逐步添加的原则。

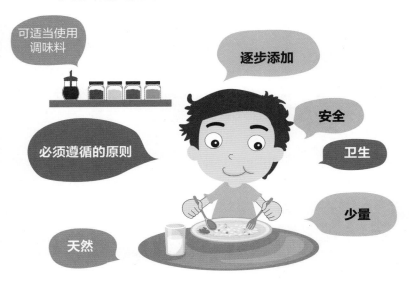

不要偏食挑食

这个阶段所需的各类营养素是比较多、比较全的，所以不要偏食挑食。

每日所需	
蛋白质	量为 75 克，跟成人所需的量一样
钙	量为 1000 毫克，应比成人每日所需的 800 毫克高
铁	量为 16~18 毫克
锌	量为 15~18 毫克
硒	量为 15 微克

各类维生素的需求也日趋增高

维生素 A、维生素 D、B 族维生素、维生素 C、类胡萝卜和维生素 E 等各类维生素的需求也日趋增高。

多摄入富含有机化合物的食物

富含可清除大量自由基的原花青素的食物

如葡萄。

富含对眼睛好的叶黄素的食物

如胡萝卜、南瓜等蔬菜水果。

富含不饱和脂肪酸的健康油脂

对儿童的脑部及视网膜健康发育和血管的健康有帮助作用。

性早熟是儿童内分泌系统常见的发育异常，是指女童在 8 岁前、男童在 9 岁前呈现第二性征发育的异常性疾病。

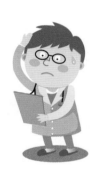

女性表现有

乳房发育，小阴唇变大，阴道黏膜细胞的雌激素依赖性改变，子宫、卵巢增大，阴毛出现，月经初潮。

男性表现为

睾丸和阴茎增大，阴毛出现，肌肉发达，声音变粗。

男女性均有生长加速、骨成熟加速表现，最终可导致身高低于靶身高。

如确定是性早熟，要到正规医院接受积极的药物治疗，并对儿童进行心理辅导，帮助儿童适应和接受身体所发生的改变。

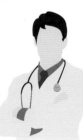

1 环境污染

　　环境中类激素污染物的影响，比如洗涤剂、农药、塑料产品会产生一些物质，大气环境中经过分解也会产生类似于雌激素样的活性物质，孩子通过食入这些物质，或者皮肤接触这些物质，可能导致性早熟。

2 成人化妆品

　　一些成人化妆品中添加了糖皮质激素或雌激素，儿童长期使用这类化妆品，轻则可能引起激素依赖性皮炎，重则可致生长发育早熟。

3 媒体刺激

　　随着媒体发展，报纸、电视、网络上跟性有关的内容增多，孩子可能耳闻目染，也会刺激下丘脑垂体神经的反射，有的时候还会引起下丘脑垂体性腺轴的提前启动。

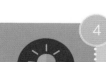

4 光照过度

　　光照过度是诱发儿童性早熟的重要原因之一，因为光线会影响大脑中的内分泌器官松果体的正常工作。儿童若受过多的光线照射，会减少松果体褪黑激素的分泌，引起睡眠紊乱后可能导致卵泡刺激素提前分泌，从而导致性早熟。

1　　儿童期要保持体重在合理的范围内增长，不要过胖，以免激素水平改变导致性早熟。

2　　家长不要乱给孩子喂食蜂王浆、燕窝、花胶、人参及动物初乳等补品，以免加快体内激素水平升高。

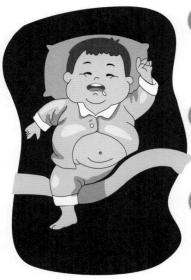

3　　养成睡眠时关灯的习惯，以免由于灯光刺激导致性早熟。

4　　日常生活尽量避免接触环境中的类激素污染物。

5　　避免接触媒体当中不良信息刺激，家长要做好这方面的督促和筛选工作。

碳酸饮料属于高磷食物，长期大量饮用，会大量摄入磷从而影响钙的吸收，因此不宜长期大量饮用。

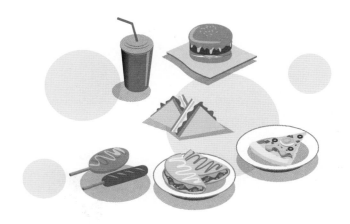

西式快餐食品往往含有高脂肪、高热量，长期食用此类食品会引起能量摄入超标，超出身体的需求，多余的能量就会转化成脂肪存储下来，引起儿童期肥胖。常吃此类西式快餐，还会导致儿童的胃肠消化吸收功能减弱，不利于儿童的健康成长。

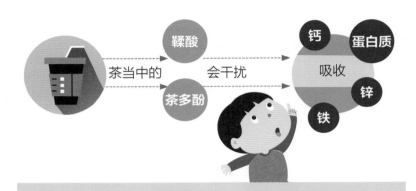

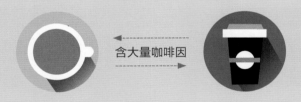

正在生长发育期的儿童
不建议长期大量饮用茶和咖啡

含大量咖啡因

长期大量饮用会引起儿童兴奋性增高
影响儿童的睡眠质量
损害儿童的身心健康